DE
LA PANOPHTHALMIE

SES CAUSES, SA PROPHYLAXIE
SON TRAITEMENT

NOUVEAU PROCÉDÉ D'EXTIRPATION DE L'ŒIL

D S CETTE AFFECTION

PAR

LE DOCTEUR E. ROLLAND

OCULISTE

A MONT-DE-MARSAN & TARBES

MEMBRE DE LA SOCIÉTÉ FRANÇAISE D'OPHTHALMOLOGIE

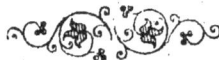

TARBES

IMPRIMERIE PERROT-PRAT, PLACE MARCADIEU

1886.

DE
LA PANOPHTHALMIE

Ses Causes, sa Prophylaxie
Son Traitement

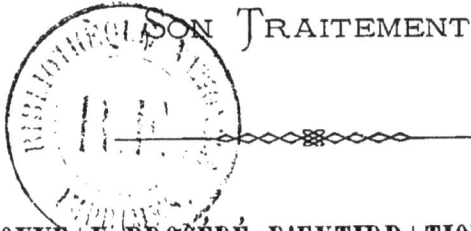

NOUVEAU PROCÉDÉ D'EXTIRPATION DE L'ŒIL

DANS CETTE AFFECTION

PAR

Le Docteur E. ROLLAND
OCULISTE

A MONT-DE-MARSAN & TARBES

MEMBRE DE LA SOCIÉTÉ FRANÇAISE D'OPHTHALMOLOGIE

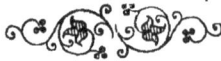

TARBES

IMPRIMERIE PERROT-PRAT, PLACE MARCADIEU

1886.

TRAVAUX LES PLUS RÉCENTS

DU

Dᴿ E. ROLLAND

De Août 1885 à Août 1886

Du phlegmon de l'œil (Recueil d'oph., août 1885, et *Gazette hebd. de Bordeaux*).

Des troubles oculaires consécutifs aux altérations dentaires. B. M. Oc. Septembre).

Des troubles oculaires consécutifs aux affections de l'utérus. (B. M. Oc. Décembre).

L'œil et la Syphilis. (B. M. Oc. janvier 1886).

Kératite sympathique consécutive à la destruction d'un œil chez un individu vigoureux et sans diathèse — Perte de la vue — énucléation — Guérison. (Recueil d'Oph. mars 1886 et *Gazette hebd. de Bordeaux*).

L'énucléation et ses conséquences. L'accusation « l'énucléation est suivie de méningite » propagée par les partisans de l'exentération est contraire à la vérité et à l'intérêt, bien entendu, des malades, (Recueil d'Oph., avril 1886 et *Gazette Médi. et Chirurg. de Toulouse).*

Deux corps étrangers dans un œil (Mémoire communiqué au congrès ophthalmologique de Paris) — Bulletins et Mémoires de la Société française d'Oph. 1886, Oc. Doin, Paris.

De l'énucléation sous cutanée des tumeurs dermoïdes du sourcil. — Nouveau mode d'extirpation de ces tumeurs, sans incision des tissus qui les recouvrent. (Mémoire présenté à l'académie de médecine par le professeur Panas, séance du 27 août). Recueil d'ophthalmogie. Félix Alcan, Paris, août 1886.

DE LA

PANOPHTHALMIE

SES CAUSES

SA PROPHYLAXIE, SON TRAITEMENT

NOUVEAU PROCÉDÉ
D'EXTIRPATION DE L'ŒIL DANS CETTE AFFECTION (1)

PAR

LE DR E. ROLLAND

PREMIÈRE PARTIE

DES CAUSES DE LA PANOPHTHALMIE

La panophthalmie est toujours la conséquence de la pénétration dans l'intérieur d'un œil, de microorganismes septiques.

Tantôt ces vibrions septiques pénètrent par une effraction quelconque de l'organisme, d'où ils sont charriés par les vaisseaux sanguins et par les lymphatiques, en passant par le cerveau, jusqu'à l'œil, tantôt leur porte d'entrée est une effraction de la coque oculaire elle-même.

(1) La plus grande partie de ce mémoire a été publiée dans le Recueil d'Ophthalmologie, août 1885, Paris. — Félix Alcan, 108, Boulevard St-Germain.

1° Première porte d'entrée des vibrions septiques dans l'œil.

Rendue possible par les connexions de la circulation lymphatique cérébrale, avec la circulation lymphatique de l'œil ; mise en évidence par les travaux de Schwalbe, de Paschkewiez, de Manz, de Key, de Retzius, de Michel et par les autopsies de Rudnew et de Berthold, la propagation du procéssus septique des espaces sus et sous arachnoïdiens, à la gaine du nerf optique, à la sclérotique, au tissus conjonctif péri-vaginal , à la choroïde, à la chambre antérieure, se montre dans la fièvre typhoïde, la fièvre puerpérale, l'endo cardite rhumatismale, la méningite cérèbro spinale, etc., etc.

2° Deuxième porte d'entrée des vibrions septiques dans l'œil

Le deuxième mode de pénétration du vibrion septique dans la cavité de l'œil le plus fréquent, nécessite trois conditions :

1° Une plaie de la coque oculaire ; 2° l'apport des germes septiques sur cette plaie ; 3° un état anatomique de cette plaie, favorable au développement et à la multiplication des germes septiques.

La plaie est produite par l'un de ces trois facteurs : un traumatisme chirurgical, une blessure dûe au hasard, un processus ulcératif.

L'apport des germes septiques sur la plaie a lieu, soit par les instruments qui l'ont produite, soit par les sécrétions des voies lacrymales, par les mains du blessé portées instinctivement au point lésé, par celles du chirurgien, par les eaux employées aux lavages, par les objets du pansement, par l'atmosphère dans laquelle elle est plongée.

Les deux premières conditions, la création de la plaie et l'apport des germes septiques sur cette plaie sont nécessaires, mais ne suffisent pas pour que les vibrions septiques pullulent et envahissent l'intérieur de l'œil, il faut encore qu'ils soient déposés sur une plaie dont l'état anatomique est favorable à son développement et à sa multiplication, et rend ensuite possible l'envahissement par ces parasites de la cavité oculaire.

« Car il ne faut pas oublier, dit justement le professeur Verneuil dans ces questions de miasmes, de germes d'infection, d'empoisonnement venus du dehors, la part qui revient à la plaie elle-même, laquelle peut tantôt admettre, tantôt refuser le poison, suivant qu'elle est en tel ou tel état anatomique.

» La plaie a des propriétés très diverses et très importantes, à l'aide desquelles elle intervient dans la lutte entre l'être blessé et le milieu qui l'enveloppe. »

Les plaies récentes, profondes. irrégulières, anfractueuses, d'une coaptation difficile, dans lesquelles le vibrion septique est à l'abri de l'oxygène de l'air (Arloing-Chauveau), favorisent une pullulation rapide du parasite et son passage à l'état adulte.

Les diathèses, les causes morales dépressives, le tempérament, l'âge, le sexe, la race les saisons qui n'ont aucune influence sur le développement du vibrion septique, n'en ont également aucune sur la production de la panophthalmie.

Elles peuvent seulement *augmenter le nombre d'heures pendant lesquelles l'introduction-des germes septiques, venus du dehors est possible*, soit (gerontoxon arc-senile, dégénérescence graisseuse de la sclérotique, de la cornée, des parois des vaisseaux de l'œil, hémorrhagie, post-opératoire) en retardant la cicatrisation ; soit (accès d'asthme, de toux, dyspnée, mictions fréquentes, absence de tout repos) en produisant la réouverture de la plaie, — *ou favoriser l'inoculation*, (glycosurie, oxalurie, phosphaturie, albuminurie) en donnant aux lèvres de la plaie et au sac capsulaire (extraction de cataracte) des caractères chimiques plus favorables à la nutrition et à l'évolution des germes infectieux.

DEUXIÈME PARTIE

DE LA PROPHYLAXIE DE LA PANOPHTHALMIE

A. — Prophylaxie de la Panophthalmie dans les plaies chirurgicales.

Toutes les opérations pratiquées sur la cornée, sur la sclérotique, sur l'iris et sur le cristallin, peuvent être suivies de panophthalmie.

Peu fréquente après les opérations pratiquées sur l'iris, cette redoutable complication qui change en un véritable désastre le résultat opératoire le plus habilement conquis, se montre surtout après l'opération de la cataracte.

Il est incontestable pour tous ceux que n'aveugle pas l'amour paternel, qu'aucun procédé d'extraction de cataracte, de quelque nationalité qu'il soit, né en bas ou en haut de l'échelle ophthalmologique, linéaire ou à lambeau, simple ou combiné avec une excision petite ou grande de l'iris, n'est pas à lui seul capable de mettre les opérés de cataracte à l'abri de la suppuration.

Ce qui est vrai, c'est qu'une exécution régulière d'un lambeau cornéen, un entrebâillement facile de la plaie au moment de la sortie du cristallin, une plaie nette sans interposition d'éléments étrangers, une exacte coaptation des lèvres de la section, favorisent une greffe rapide, et, *par suite, ferment très vite la porte d'entrée* par laquelle les microbes, qui rôdent autour de la plaie, peuvent pénétrer dans l'intérieur de l'œil, voilà tout. Mais *l'asepsie* des facteurs de la plaie, du milieu dans lequel elle est plongée au moment de sa création et de sa cicatrisation, empêche *seule* son infection et la suppuration post-opératoire, qui **n'a pas d'autre cause.**

En un mot, au point de vue de la prophylaxie de la panophthalmie post-opératoire, le procédé d'extraction de la cataracte n'est rien, l'antisepsie est tout.

La preuve en est bien remarquable. Il y a tout au plus vingt ans, avant Lister, la section classique à lambeau cornéen était dans *dix cas sur cent suivie de panophthalmie.*

Actuellement, chez les opérateurs qui sont devenus Listériens à outrance, la même section ne s'accompagne plus de cette redoutable complication. Le succès n'est plus une affaire de chance, c'est une affaire de soins antiseptiques.

Pour ma part, convaincu dès le début de ma pratique dans le Sud-Ouest que la panophthalmie n'avait point d'autres causes que l'oubli ou la mauvaise exécution de l'antisepsie, avant, pendant et après l'extraction de la cataracte, j'ai pris l'habitude de poursuivre les germes dans tous leurs repaires, de m'opposer par tous les moyens bactéricides *que l'œil peut tolérer* à l'apport des germes septiques sur la plaie chirurgicale que je suis appelé à créer.

Voici, du reste, les indications relatives aux précautions que je prends dans ce but :

1° Destruction des germes avant l'opération.

Sous le rapport du régime alimentaire, je ne fais subir aux malades que je dois opérer de la cataracte aucun changement.

Je prescris, au contraire, une alimentation tonique pendant la quinzaine qui précède l'opération et pendant les jours qui la suivent.

Je n'opère jamais un malade atteint d'une affection des voies lacrymales, des paupières, d'une suppuration des fosses nasales, des oreilles ou de tout autre point de la tête ou du corps, quelques pressantes que soient ses sollicitations et celles de son entourage. J'attends, pour faire l'extraction de la cataracte, que la guérison des affections que je viens d'énumérer soit complète, et que toute trace de suppuration soit tarie.

Je fais prendre, le matin, un bain sulfureux au cataracté, s'il appartient à une catégorie d'individus qui n'exagèrent pas les soins de propreté.

La chambre doit être spacieuse, sans rideaux, désinfectée et inhabitée depuis quelques jours.

Je préfère les opérations faites dans une maison isolée, à la campagne, au domicile même de l'opéré.

Pendant quelques minutes avant l'opération, je désinfecte moi-même le *champ opératoire*, la cornée, la sclérotique, les culs de sac conjontivaux, les voies lacrymales(1), le bord libre des paupières, le grand angle de l'œil, le revêtement cutané des paupières, la figure de l'opéré, ses mains.

La désinfection des voies lacrymales et des culs de sac conjontivaux, de la cornée se fait très facilement, et sans causer la moindre irritation à l'œil en y injectant à l'aide d'une *pompe à air comprimé*, des solutions à 4 % d'acide borique.

J'ai fait choix d'un injecteur doué d'une grande force de propulsion, parceque, si pour une raison quelconque la solution ne détruit pas les microbes septiques, sur lesquels elle est projetée avec force, elle les entraîne au moins loin du champ opératoire ; ce qui au point de vue prophylactique revient au même.

La même solution est également employée pour laver avec un tampon de *ouate-charpie-hygroscopique* les paupières, le support des cils véritables, nids à microbes la figure de l'opéré, ses mains, les nôtres, celles des aides.

Les *instruments* hormis les lances, les couteaux et les ciseaux qui perdent au contact d'un liquide anti-septique, la finesse de leur tranchant sont flambés ou immergés dans un bain boraté.

Les *instruments tranchants sont neufs ou remis à neuf* par le fabricant ; parce qu'il importe d'obtenir une plaie nette, régulière et d'une greffe rapide, tout autant que d'éviter la contamination de ses lèvres par les germes septiques dont serait chargé l'instrument.

En attendant leur emploi, ces instruments tranchants séjournent les lames enduites de vaseline blanche, substance antiseptique elle-même, dans des boîtes de noyer, sans aucun luxe, et dépourvues d'étoffes, à parois bien lisses, pouvant être lavées avec une solution germicide, ou flambées avec une lampe à alcool.

2° Destructions des germes pendant l'opération.

En principe je suis partisan du spray phéniqué pendant l'opération, car il ne suffit pas d'avoir privé d'éléments

---

(1) Le docteur Sattarain, qui travaille actuellement dans le laboratoire du professeur Ranvier a démontré que les larmes, même à l'état sain, contiennent des microbes (*note de l'auteur*).

de septicite le champ opératoire, les facteurs de la plaie, il faut encore empêcher l'air de verser au cours de l'opération sur la plaie, sur l'opérateur, sur ses aides, sur les instruments des torrents de germes.

Dans ce but j'ai employé autrefois un petit pulvérisateur à vapeur semblable à celui de Lucas-Championnière et qui donne une très forte buée phéniquée.

J'y ai renoncé depuis que j'opère à Mont-de-Marsan, ma résidence, ou à Tarbes ou se trouve mon deuxième cabinet, ou au domicile de l'opéré, à la campagne.

Je ne veux point dire que l'air de nos immenses plaines recouvertes de pins, de nos Pyrénées, ou des départements limitrophes dans lesquels mes confrères me font appeler, soit dépourvu de germes.

Mais si les expériences faites par le physicien Tyndall et celles plus probantes encore de mes anciens maîtres MM. Perrin et Marty, ont démontré que les germes ne sont pas suspendus dans l'atmosphère, le grand réservoir dans une proportion constante, et que même dans une atmosphère nosocomiale, dans les espaces où séjournent de nombreux blessés on peut trouver certaines parties de t'air prises en des points différents, ou à différentes heures lantôt chargés de germes inactifs, tantôt de germes funestes, je puis, à plus forte raison, admettre que l'air de nos plaines, de nos montagnes ne renferme de germes septiques que très rarement et en très petite quantité.

J'en ai du reste la preuve dans ces cures merveilleuses qu'obtiennent sans pansement antiseptique d'autres chirurgiens de la région, cures que les chirurgiens des centres populeux n'obtiennent qu'à grand renfort de pré·cautions antiseptiques.

Ce n'est donc pas sur le compte d'une habileté opératoire, que tout le monde peut acquérir avec un peu de doigté et beaucoup d'exercices, que je mets la possibilité que j'ai eu de faire plus de *quatorze cents extractions de cataracte* (1876 à 1886), qui n'ont été suivies que dans *trois cas seulement* de panophthalmie, mais bien sur le compte d'une antisepsie rigoureusement maintenue avant, pendant et après l'extraction, et *sur celui d'une atmosphère privilégiée.*

Ces trois cas de panophthalmie eux-mêmes sont la confirmation la plus éclatante de la nécessité des précautions antiseptiques et du milieu aseptique que je viens d'indiquer.

La première suppuration après l'extraction que j'ai rencontrée dans cette période de dix années, était due au concours de circonstances suivantes :

J'avais opéré dans la même maison deux cataractés le même jour. La première une femme d'Arjuzanx, le deuxième un propriétaire de Sabres (Landes) M. P.....

L'opération de ces deux malades eut lieu sans aucun accident. La première malade recouvra une vision aussi satisfaisante que possible. Pour le deuxième, tout marcha bien pendant quatre jours. Le quatrième jour, ayant fait constater à cet opéré qu'il pouvait reconnaître l'heure à sa montre, sa femme fort bornée qui assistait à cette épreuve visuelle, en conclut que son mari pourrait désormais aller seul au wather-closet qui se trouvait dans la cour, et ce pour rendre possible, lui enleva le pansement antiseptique qui maintenait l'œil dans l'occlusion la plus complète.

Pour comble de malechance, cette femme, désireuse de me cacher cette sortie, que j'avais défendue, remit le pansement.

Car au lieu de placer sur l'œil opéré la rondelle qui y était avant, elle y plaça la rondelle qui se trouvait à l'autre œil atteint d'une tumeur lacrymale et atrophié depuis une quinzaine d'années.

Cette rondelle, imprégnée de pus inocula la plaie à peine fermée, et qui s'était rouverte du reste pendant la marche.

Je rencontrais pour la deuxième fois cette complication chez un malade originaire de Mézin (Lot-et-Garonne), opéré à l'hôpital de Mont-de-Marsan.

A l'hôpital de cette ville, la partie affectée aux civils est une résidence où les microbes de toute espèce n'ont à redouter aucune poursuite.

Je n'insiste pas.

Dans le troisième cas il s'agissait d'une femme de St-Cricq-en-Chalosse atteinte d'un *ectropion lacrymal et de larmoiement.*

N'avais-je pas raison de dire que ces trois cas dans lesquels n'ont pas été observées les précautions qui ont évité la panophthalmie, dans quatorze cents autres cas, sont la démonstration la plus éclatante que dans toute extraction de cataracte il ne faut jamais, ni avant, ni pendant, ni après l'opération se départir des principes que je viens d'indiquer.

3° Défense contre les germes après l'opération. — Pansement.

Après la sortie de la cataracte, j'instille dans l'œil, deux ou trois gouttes d'un collyre au salycylate déserine et j'applique sur les paupières fermées, un tampon de *ouate-charpie-hygroscopique* imbibée d'une solution d'acide borique (4 %).

A l'époque à laquelle ce travail a été publié (Recueil d'ophthalmologie, août 1885) M. Panas n'avait pas encore fait sa communication à l'Académie de médecine (3 janvier 1886) dans laquelle cet auteur éminent conseille les lavages intra oculaires.

Je crois excellente l'idée de M. Panas, qui est en résumé la désinfection de tout le champ opératoire, y compris le sac capsulaire et la chambre antérieure. Mais, pour moi qui n'opère la cataracte que dans une atmosphère privilégiée, et non pas comme mon savant confrère, dans une clinique, dans un hôpital, dans des milieux infectés, je ne trouve aucune utilité à prolonger la durée de l'opération en me livrant à une manœuvre très facile à la vérité, mais sans laquelle je mets mes opérés à l'abri de la panophthalmie. ».

Si l'inspection de l'œil à l'éclairage oblique me révèle une pupille bien noire, une complète réduction de l'iris, je me contente d'enlever à l'aide d'une pince spéciale tous les débris, matières corticales ou autres, dont la présence dans les culs desac conjonctivaux et sur la cronée, auraient l'inconvénient de provoquer des larmes, une sécrétion conjonctivale exagérée et de causer au patient quelque inquiétude et quelque souffrance.

Cela fait, j'applique un pansement antiseptique ainsi composé :

1° Une rondelle boratée et trempée à nouveau dans une solution borique (4 %).

2° Un gros tampon de ouate-charpie hygroscopique;

3° Une bande de flanelle. (4 mètres sur 4 c.)

Tous ces objets, rondelle, ouate, flanelle sont absolument aseptiques. Ils proviennent de l'usine internationale d'objets de pansements antiseptiques de Schaffouse, et ne servent qu'une fois.

Si l'opéré n'accuse aucune douleur 24 heures après l'opération, je me contente de changer le pansement antiseptique, le lendemain et les jours suivants, et j'attends le quatrième jour pour inspecter l'œil.

J'évite ainsi la rupture de la plaie que peut provoquer un examen prématuré et l'épreuve visuelle que le patient désire.

B. — Prophylaxie de la panophthalmie
dans les blessures
et dans les ulcérations de l'œil.

Sans aucun doute le hasard qui engendre la blessure peut la préserver de l'infection en donnant à cette plaie des propriétés défavorables au développement des vibrions septiques, où en la plaçant dans un de ces coins *fortuitement aseptiques* dont les expériences de MM. Perrin et Marty nous prouvent l'existence.

Une femme manœuvre dans une forge, reçut il y a quelques années, dans la région inféro externe de la cornée, un coup de râpe en fer, qui détermina une déchirure de la cornée, de l'iris et l'expulsion d'un cristallin cataracté.

Huit jours après, cet effrayant traumatisme, cette femme, qui n'a demandé jusqu'alors de soins à personne, se présente à ma consultation n'éprouvant d'autre trouble que celui qui résulte de son aphakie.

La cicatrisation de la plaie est parfaite ; l'iris qui ne fait point hernie offre dans son quart inféro externe, une large pupille bien noire et sans aucune adhérence, à travers laquelle. comme il est noté sur mon livre d'observations, cette femme avec le convexe + 16 recouvre une acuité visuelle bien capable d'exciter l'envie de beaucoup d'opérés de cataractes.

Le hasard qui l'avait opérée de la caracte, l'avait également placée dans un milieu fortuitement aseptique.

Bien différend a été le sort de cet autre blessé, soldat au 34ᵉ de ligne qui, après une excoriation à peine visible de la cornée produite par le choc d'une pomme de terre que lui avait lancé à la tête un camarade, fut placé dans une salle de l'hôpital civil de Mont-de Marsan, où se déclara un phlegmon de l'œil tellement grave, que je fus prié par le médecin civil, qui le soignait, d'énucléer cet œil panophthalmié dont le voisinage faisait courir au cerveau les plus grands dangers.

Il est certain que ce soldat, ainsi blessé, placé dans un milieu moins infecté, eut conservé son œil, et évité une mutilation aussi préjudiciable.

Il appartient donc aux médecins appelés à donner des soins à des ophthalmiques atteints d'une blessure de l'œil, ou d'ulcération de la cornée, et en particulier aux ouvriers qui se piquent l'œil au moment de la moisson avec les barbes des épis (kératite des moissonneurs) de désinfecter minutieusement la blessure, la cornée, les culs de sac conjonctivaux, le grand angle de l'œil, la face, de tarir toutes les secrétions des voies lacrymales, et de poser sur · l'œil blessé, le pansement antiseptique que j'ai indiqué plus haut

Il ne faut jamais oublier que *l'effraction en apparence la plus insignifiante de la coque oculaire* en contact avec des liquides, des objets de pansement ou une atmosphère septique, *peut devenir la porte d'entrée* par laquelle pénétreront, dans l'intérieur de l'œil des germes septiques pour y engendrer une panophthalmie.

Ces soins rigoureusement antiseptiques *mis en usage immédiatement après l'accident*, préviendront ces suppurations de la cornée et de l'œil qui mettent en péril, comme je le démontrerai tout à l'heure, l'intelligence et la vie du blessé, et dans les cas les moins défavorables sont suivies d'une déformation staphylomateuse de la cornée, ou de l'atrophie de l'œil, dont le résultat immédiat est la ruine totale de l'œil blessé et dont le résultat éloigné peut être la perte de l'autre œil.

TROISIÈME PARTIE.

DU TRAITEMENT DE LA PANOPHTHALMIE

Etant données les conditions nécessaires pour l'introduction des germes extérieurs dans la coque oculaire, et les circonstances favorables au développement et à la multiplication des vibrions septiques, *l'œil devenu leur hôte, est voué à une ruine totale.*

Le traitement de cette impitoyable affection ne peut donc avoir la prétention de conserver la fonction ni même la forme de l'œil panophthalmié.

A. — Stérilité du traitement médical.

Quand il y a bientôt dix ans je me décidais à prendre contrairement à l'avis de tous les auteurs classiques la résolution dénucléer les yeux panophthalmiés, j'y fus tout d'abord invité par le vif désir de mettre un terme aux souffrances atroces qu'endure le panophthalmique.

Les douloureux enseignements de la pratique m'avaient appris là stérilité en pareil cas des mercuriaux *intus* et *extra*, des saignées locales et générales, des ventouses, des compresses chaudes ou froides, qui constituent la médication banale que tous les auteurs de thérapeutique oculaire qui se succèdent, conseillent les uns après les autres, sans plus ample informé.

B. — Le débridement n'apaise pas les douleurs, dans certains cas il les exaspère.

Je savais également que l'incision de l'œil, le *débridement*, comme on dit, ne jouissait que dans des cas fort rares, non pas du pouvoir de diminuer l'acuité des douleurs, mais d'en abréger la durée.

Bien plus, j'avais constaté chez plusieurs panophthalmiques et d'une façon toute particulièrement inquiétante, chez un soldat du 123e de ligne et chez une religieuse de l'ordre des Carmélites, que le débridement loin d'apaiser les douleurs, les augmentait.

La réflexion aidant, j'en vins tout naturellement à me demander si les connexions circulatoires du cerveau et de l'œil qui permettent la propagation d'un processus suppuratif du cerveau à l'œil, et rendent *réciproquement possible* la propagation d'une inflammation purulente de l'œil au cerveau, ne me faisaient pas une obligation de proposer à mes clients l'extirpation d'un œil transformé en une poche purulente, en un repaire de microbes.

C. — Dangers qui résultent pour le cerveau d'un foyer purulent dans son voisinage.

La clinique n'enseigne-t-elle pas que tous les foyers purulents localisés dans le voisinage du cerveau sont capables de provoquer l'aliénation mentale et la mort, que les plaies du cuir chevelu, amènent la folie au même titre que les plaies des extrémités, le tétanos (Zeller) ; que l'érysipèle du cuir chevelu et de la face, les furoncles (Warlomont, B. Cohn, Williams\ la carie du rocher (Hewsinger), les abcès des fosses nasales et des sinus frontaux s'accompagnent souvent de symptômes cérébraux graves, et laissent dans l'encéphale, quand ils ne déterminent pas la mort, des traces assez profondes pour devenir l'origine de la paralysie générale (Baillarger, Potain) ; que les abcès de l'oreille interne du rocher, de la caisse du tympan, deviennent une cause d'encéphalite localisée d'abcès du cerveau et de mort (Lebert Toynnbée) et qu'enfin les cancers de l'œil se faufilent jusqu'au cerveau ?

D. — Utilité en pareil cas de l'extirpation de l'œil.

Je m'étonnais donc que tous les auteurs de thérapeutique oculaire, sachant ce que je viens de dire, non seule· ment n'aient pas conseillé le traitement, le seul capable de mettre un terme à tant de souffrances et de prévenir tant de malheurs, *mais encore aient détourné de l'énucléation leurs lecteurs l'accusant d'avoir en pareil cas, déterminé une méningite et la mort.*

Ne trouvant pas la justification de cette crainte dans ma pratique, je la recherchais dans celle des autres. Je ne la rencontrais pas davantage. (1)

J'appris bien que quatre malades atteints de panophtalmie, opérés par de Græfe, Mannhart, Horner, Pagenstecher étaient morts de méningite après une énucléation, mais en étudiant ces observations je compris que ces décès

---

(1) L'énucléation et ses conséquences. Recueil d'ophtal. 1886. Avril

avaient été non pas le résultat de l'énucléation, mais bien la conséquence fatale d'une pénétration du processus suppuratif dans la cavité cranienne par les espaces et les interstices du nerf optique, ou par une autre de ces étroites filières, portes toujours ouvertes aux agents septiques, non pas seulement dans le phlegmon de l'œil, mais encore dans les plaies et dans l'érysipèle de la face et du cuir chevelu, dans les abcès des sinus frontaux, des fosses nasales etc.

E. — Bénignité de l'énucléation dans la panophthalmie.

L'expérience me montra le bien fondé de cette manière de voir. Pendant une période de dix années j'ai *quatre-vingt fois énuclé des yeux panophthalmiés*, et l'énucléation, comme dans plus de cinq cents opérations de ce genre que j'ai faites pour d'autres causes, s'est montrée *absolument bénigne*.

Il est vrai que toutes les fois que l'apparition de troubles phosphéniques ou photosiques me faisait supposer l'envahissement des gaines lymphatiques du nerf optique par les micro-organismes septiques, et à plus forte raison, toutes les fois que des phénomènes cérébraux m'indiquaient une pénétration plus profonde du processus suppuratif dans la cavité cranienne, je me suis bien gardé d'intervenir.

Mon intervention aurait été inutile au malade, et aurait pu compromettre un moyen héroïque que n'acceptent qu'avec répugnance les malades et leurs conseils.

L'énucléation là comme partout ailleurs n'a qu'un pouvoir absolument préventif.

F. — Prévention de la lymphangite migratrice et de l'ophthalmie sympathique.

Depuis que Knies (arch. aug. IX, p. 1, 1880) a démontré le passage direct à travers la choroïde, la pupille et le nerf optique, le long du chiasma d'une affection oculaire (lymphangite) d'un côté à l'autre, ce qui n'avait été jusqu'alors connu que pour le gliome de la rétine, j'éprouve, appelé à donner mon avis dans un cas de panophthalmie, outre la préoccupation d'abréger les douleurs et de prévenir les complications cérébrales, celle de mettre mon client à l'abri d'une transmission sympathique à l'autre œil.

Là encore l'énucléation doit être hâtive. Car une fois que la lymphangite a gagné les gaines du nerf optique, l'extirpation de l'œil où siège la panophthalmie, source de la lymphangite, ne la fera pas évidemment disparaître.

Les recherches toutes récentes de R. Deutschmann (p. 76, 122. Albrecht, von Grœffe anhir.) légitiment ces craintes et justifient l'énucléation préventive de l'œil panophthalmié pour prévenir l'ophthalmie sympathique.

Cet auteur a cultivé, en effet, dans des milieux nourriciers solides, un coccus (*staphylococcus pyogènes aureus*) qu'on rencontre dans les furoncles, l'ostéomyélite, etc. Puis une à trois semaines après il a fait dans un œil de lapin une injection d'une faible solution de ce milieu rempli de coccus, et a vu se développer sur le second œil une inflammation envahissante commençant par la pupille, et finissant par s'étendre au tractus uvéal et au pôle postérieur de l'œil.

Comme contre-épreuve, l'auteur a réussi à cultiver le même coccus à l'aide d'un morceau d'iris excisé d'un œil humain sympathisé depuis longtemps et, circonstance plus démonstrative encore. il a retrouvé le même coccus en abondance dans l'humeur aqueuse d'un œil franchement atteint d'ophthalmie sympathique typique.

EN RÉSUMÉ : *Contrairement à l'opinion généralement adoptée* il est, selon moi, absolument indiqué dans la panophthalmie, d'avoir recours à *l'énucléation hâtive de l'œil panophthalmié irrémédiablement perdu.*

1º Pour supprimer les douleurs atroces et rendre le patient en quelques jours à la vie commune, ou à ses affaires ;

2º Pour prévenir toute complication cérébrale, la méningite, la folie, et la mort;

3º Pour prévenir l'ophthalmie sympathique.

*
* *

— *Est-il nécessaire de modifier le procédé classique d'énucléation pour extirper les yeux panophthalmiés ; autrement dit doit-on redouter l'infection de la plaie orbitaire créée pour cette extirpation, par le contenu purulent qui s'y déverse pour une cause quelconque ?*

A en croire Lebert, la cause de la méningite consécutive à l'énucléation des yeux panophthalmiés serait, en effet, la projection sur cette plaie cruente du contenu purulent, du bulbe ouvert pendant les manœuvres de l'extirpation.

L'agent septique déversé sur la plaie s'introduirait d'après cet auteur dans le cerveau, soit par le nerf optique, soit par tout autre de ses voies étroites, qui font communiquer l'orbite avec la boîte cranienne, de façon à ne donner lieu, près de son origine, à aucune lésion visible à l'œil nu et à devenir cependant le point de départ d'une méningite.

J'ai dit plus haut, que la méningite dont sont morts les malades de De Græfe, de Horner, de Mannart, de Pagenstecher était antérieure à l'énucléation, et que la pénétration des agents septiques charriés de l'œil dans le cerveau est bien plus facile avant l'extirpation de l'œil, à un moment où le système circulatoire, qui relie la circulation oculaire à la circulation cérébrale, est distendue par des liquides fourmillant de vibrions septiques, qu'après l'énucléation, où la détente qu'amène la section des tissus, l'hémorrhagie, la rétraction des parois vasculaires et des gaines tendineuses et musculaires, les lavages antiseptiques semblent des circonstances tout à fait contraires à l'introduction de matières purulentes dans d'étroites filières, dans lesquelles, ce qu'il ne faut pas oublier elles ne sont pas injectées, mais sur lesquelles elles sont simplement versées.

Du reste la pratique confirme ces prévisions, car j'ai énuclée en usant du procédé de Tillaux, 70 yeux panophthalmiés, sans jamais avoir éprouvé les mécomptes du mode d'infection redouté par Lebert.

Cependant, *pour parer même à cette éventualité* et pour débarrasser de toute crainte ceux de mes confrères auxquels je conseille d'énucléer hativement les yeux panophthalmiés, je fais, depuis quelque temps (10 cas) l'extirpation des yeux panophthalmiés en usant du procédé suivant :

Procédé du docteur E. Rolland pour l'Extirpation des Yeux Panophthalmiés.

Après avoir minutieusement désinfecté le champ opératoire, la cornée, la sclérotique, les culs de sac conjontivaux, les voies lacrymales, le bord libre des paupières, leur revêtement cutané, la figure de l'opéré, ses mains, les nôtres, celles des aides, les instruments etc , (comme il a été dit plus haut page 9).

1º Je détache la conjonctive tout autour de la cornée, puis à l'aide d'un couteau à cataracte je fends l'œil ou le moignon panophthalmié suivant son diamètre horizontal.

2° J'injecte dans la cavité scléroticale à l'aide d'une seringue à trois anneaux tenue de la main droite, des solutions antiseptiques jusqu'au moment où la paroi interne de la sclérotique entièrement débarrassée de son contenu purulent, m'apparaît blanche à l'éclairage oblique.

Pendant cette manœuvre pour éviter de recevoir dans les yeux des éclaboussures purulentes, je maintiens la canule plongée dans la cavité scléroticale entre le pouce et l'index de la main gauche, dont les autres doigts rapprochés font l'office d'écran.

3° Ce nettoyage de la cavité scloroticale fait, *et à ce moment-là seulement*, je sectionne avec des ciseaux *n'ayant pas encore été utilisés* depuis le commencement de l'opération, le tendon du droit externe, le nerf optique et les autres muscles.

4° J'injecte alors dans la cavité orbitaire des solutions antiseptiques et quand l'hémorragie est arrêtée, m'aidant de l'éclairage oblique, j'enlève les caillots sanguins et autres débris susceptibles de se putréfier.

5° Application d'un pansement antiseptique (Voir sa composition page 2) que je renouvelle toutes les vingt-quatre heures.

ÉPILOGUE

Depuis la publication de ce travail dans le *Recueil d'ophthalmologie* et sa reproduction in-extenso, ou analytique dans tous les journaux ophthalmologiques qui paraissent en France et à l'étranger, une objection m'a été faite :

C'est que en énucléant un œil panophtalmié je prive l'opéré d'un moignon d'autant plus précieux pour la prothèse que « *les résidus d'yeux désorganisés par la panophthalmie sont indolores et ne deviennent jamais le point de départ d'une manifestation sympathique sur l'autre œil* ».

Tout d'abord, en admettant même que la restauration de la physionomie par la prothèse, soit moins complète après une énucléation, que lorsque l'orbite recèle un moignon, il me semble qu'il vaudrait mieux courir le risque d'avoir un peu moins de mobilité dans un œil artificiel, que celui d'être aveugle ou de mourir.

Puis, c'est une erreur *trop répandue que celle qui consiste à croire que les moignons désorganisés par la panophthalmie ne prédisposent pas aux affections sympathiques.*

Il peut arriver, il est vrai, que pendant quelques mois, et même pendant quelques années, les résidus de la panophthalmie se montrent indolores « *plus en repos* » comme on dit, que les bulbes phtisiques à la suite d'iridocyclites, qui restent ordinairement douloureux et sympathisent plus vite le second œil.

Mais loin d'offrir un excellent support à la prothèse, les moignons résidus de panophthalmie tolèrent difficilement au contraire l'application d'un œil artificiel.

Ces moignons sont de véritables « Noli me tangere »· Soit par suite de l'ossification de la choroïde si fréquente après la désorganisation panophthalmique, soit pour une autre cause,le plus léger traumatisme, le moindre frottement exercé sur ces moignons peut y réveiller la sensibilité et en faire le point de départ d'accidents sympathiques.

La statistique de Alt indique que sur 110 moignons ayant sympathisé le congénère, 21 avaient été désorganisés par la panophthalmie, et pour ma part, entr'autres exemples j'ai énuclé deux moignons, résidu d'une panophthalmie consécutive à un coup de couteau, qui sympathisaient le congénère, l'un (M. D. à Mont-de-Marsan) 12 ans après l'accident, l'autre (Marquis de L. à St-Sébastien) 35 ans après.

CONCLUSIONS

J'engage très vivement les confrères détournés jusqu'à ce jour de l'énucléation des yeux panophthalmiés par tous les auteurs de thérapeutique oculaire et de pathologie externe, et en particulier par le professeur de Grœffe à ne plus risquer l'intelligence et la vie de leurs clients pour obtenir après de longues semaines de souffrances atroces et dans tous les cas, *malgré ces soins les plus assidus*, un moignon irrégulier, défectueux pour la prothèse, temporairement indolore, et que plus tard, neuf fois sur dix, il faudra énucléer, quand même, pour préserver l'autre œil de l'ophthalmie sympathique.

L'énucléation hâtivement faite de l'œil panophthalmié, irrémédiablement perdu, supprime instantanément les souffrances, prévient les complications cérébrales, et la perte de l'autre œil. C'est enfin une opération bénigne.

TABLE DES MATIÈRES